FACE BEAUTY

Hasanah Jackson

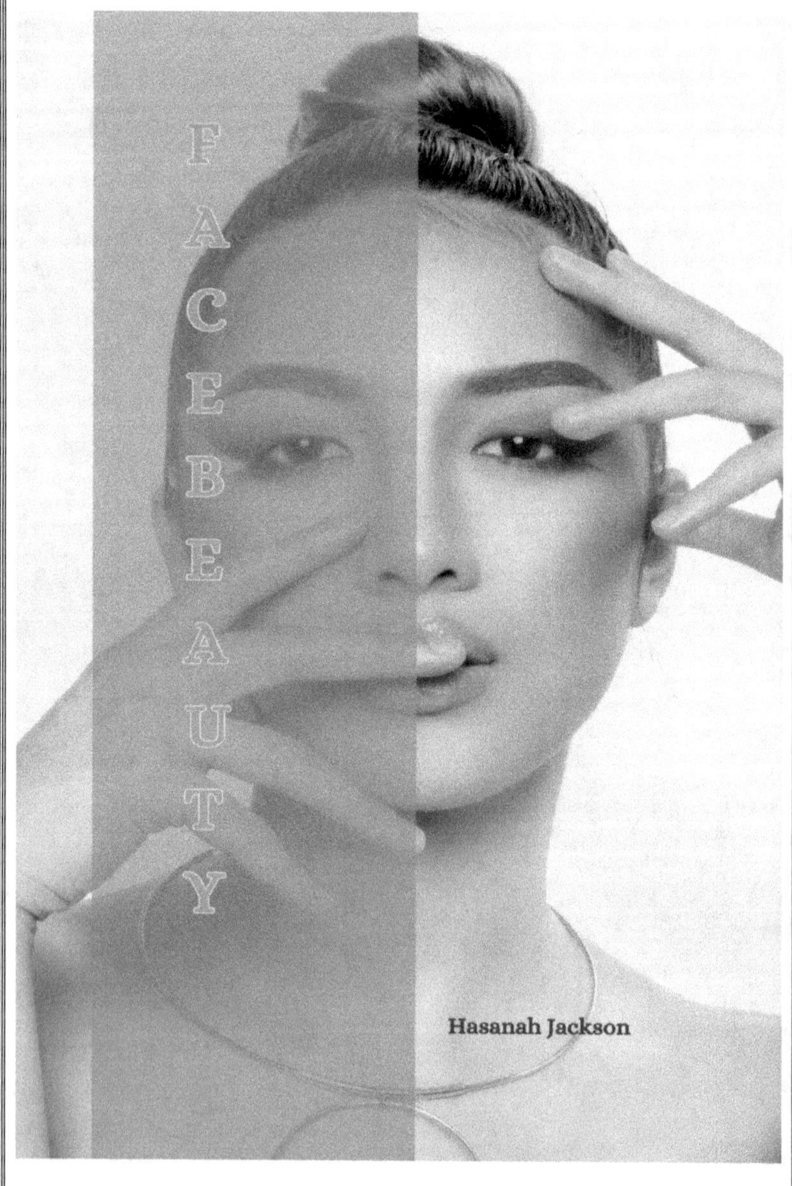
F
A
C
E
B
E
A
U
T
Y
Hasanah Jackson

FACE BEAUTY

Table of Contents

FACE BEAUTY

INTRODUCTION

Face beauty is a concept that has been widely discussed and admired throughout history. It refers to the aesthetic qualities and appeal of a person's face, encompassing various aspects such as symmetry, proportionality, and luminosity of the skin. In different cultures and societies, beauty standards may vary, influenced by factors like cultural norms, fashion trends, and personal preferences. This work aims to explore the definition and importance of face beauty, shedding light on its impact on individuals' self-esteem, social interactions, and overall well-being.

1.1. Definition of Face Beauty

The definition of face beauty can be subjective, as it can vary depending on individual perspectives. However, there are certain commonly acknowledged characteristics that contribute to the perception of beauty. Symmetry, for instance, is often associated with attractiveness, as it is seen as an indicator of good health and genetic fitness. Additionally, facial proportions play a crucial role in determining beauty, where features like well-aligned eyes, nose, and mouth are considered aesthetically pleasing. Clear and smooth skin, along with a radiant complexion, is also regarded as an important aspect of face beauty. While beauty standards can be influenced by societal and cultural factors, it is crucial to note that beauty itself is ultimately a subjective and personal experience.

1.2. Importance of Face Beauty

Face beauty holds significance in various aspects of our lives. It has a profound impact on an individual's self-esteem and self-perception. When a person feels satisfied with their facial appearance, it can enhance their confidence and overall sense of well-being. Moreover, face beauty plays a crucial role in social interactions.

A pleasing facial appearance can elicit positive responses from others, leading to better opportunities in personal and professional relationships. Research also suggests that individuals who are perceived as attractive may experience certain advantages, such as higher chances of success in job interviews or favorable treatment in various social settings. It is important, however, to promote inclusivity and recognize that beauty comes in diverse forms, embracing the uniqueness of every individual.

UNDERSTANDING FACE ANATOMY

OVERVIEW OF FACIAL FEATURES

The face is composed of several unique features that contribute to its overall appearance. These features include the eyes, nose, lips, cheeks, and forehead. Each facial feature plays a significant role in expressing emotions and conveying information. Understanding the anatomy of these features is crucial in various fields such as art, medicine, and cosmetic procedures. By studying the different aspects of facial features, one can analyze their shape, structure, and function, leading to a deeper comprehension of the face and its intricacies.

❖ **Eyes**

The eyes are one of the most prominent facial features. They not only provide vision but also serve as a means of non-verbal communication. The eye's anatomy includes the iris, pupil, sclera, and surrounding structures such as the eyelids, eyelashes, and eyebrows. These components work together to protect the eye and control the entry of light. Furthermore, the placement and shape of the eyes can greatly influence an individual's appearance. Eye color, size, and symmetry vary among individuals, making each person's eyes unique and captivating.

❖ Nose

The nose is a central feature of the face that serves multiple functions. It acts as the primary organ for breathing, allowing air to flow in and out of the body. The nose consists of the nasal bridge, nostrils, and nasal septum. These structures help filter, warm, and humidify the air before it reaches the lungs. Additionally, the shape and size of the nose contribute significantly to facial aesthetics. Different nose shapes, such as aquiline, snub, or Roman, give individuals distinct facial profiles and characteristics.

❖ Lips

The lips play a crucial role in both functional and aesthetic aspects of the face. They facilitate various actions such as speaking, eating, and expressing emotions through facial expressions. The anatomy of the lips includes the upper and lower lip, vermilion border, and the surrounding areas like the philtrum and Cupid's bow. The thickness, color, and symmetry of the lips vary among individuals and can greatly contribute to the overall attractiveness of the face. Additionally, the lips also play a role in non-verbal communication, as specific lip movements can convey different meanings and emotions.

❖ Cheeks

The cheeks are the rounded fleshy areas on the sides of the face, located between the eyes and the jaws. They primarily consist of subcutaneous fat, muscles, and connective tissues. The shape and fullness of the cheeks can vary among individuals based on factors such as genetics and age. Well-defined, prominent cheeks are often associated with youthfulness and attractiveness. The cheeks also contribute to facial expressions and play a significant role in conveying emotions such as smiling, blushing, or pouting. Additionally, they provide support to the underlying structures of the face, enhancing facial symmetry and balance.

fassung noch zu bestätigen. Erst waren es gelegentliche Magenschmerzen. Dazu gesellte sich nach einiger Zeit ein Ziehen im Hinterkopf. Anfangs kam es einmal pro Woche, dann fast täglich. Immer öfter wachte ich nachts schweißgebadet auf und mein Herz schlug bis zum Hals. Hinzu kamen plötzliche Panikattacken, die es mir von Tag zu Tag schwerer machten, meinen Alltag durchzustehen.

Mein Körper schmerzte inzwischen an vielen Stellen, sodass ich gar nicht wusste, von welchem Leiden ich dem Arzt als erstes berichten sollte. Das Wartezimmer wurde zum festen Bestandteil meines Lebens. Der absolute Tiefpunkt kam schließlich mit der Trennung von meinem Mann nach sieben Jahren Ehe. Ich war krank und fühlte mich unendlich allein. Das blieb fast ein Jahr so.

Bis zu jenem Tag, an dem ich entschied: So geht es nicht mehr weiter. Bei einem der häufigen Arztbesuche fiel mir ein Artikel über positives Denken in die Hände. Sofort schaltete sich mein Unterbewusstsein ein und sprach dagegen: „Das klappt doch nie. Damit belügst du dich nur selbst. Du siehst doch, wie krank du bist. Glaubst du wirklich, du wirst durch Denken wieder gesund?"

1.2. Importance of Face Beauty

Face beauty holds significance in various aspects of our lives. It has a profound impact on an individual's self-esteem and self-perception. When a person feels satisfied with their facial appearance, it can enhance their confidence and overall sense of well-being. Moreover, face beauty plays a crucial role in social interactions.

A pleasing facial appearance can elicit positive responses from others, leading to better opportunities in personal and professional relationships. Research also suggests that individuals who are perceived as attractive may experience certain advantages, such as higher chances of success in job interviews or favorable treatment in various social settings. It is important, however, to promote inclusivity and recognize that beauty comes in diverse forms, embracing the uniqueness of every individual.

UNDERSTANDING FACE ANATOMY

OVERVIEW OF FACIAL FEATURES

The face is composed of several unique features that contribute to its overall appearance. These features include the eyes, nose, lips, cheeks, and forehead. Each facial feature plays a significant role in expressing emotions and conveying information. Understanding the anatomy of these features is crucial in various fields such as art, medicine, and cosmetic procedures. By studying the different aspects of facial features, one can analyze their shape, structure, and function, leading to a deeper comprehension of the face and its intricacies.

❖ **Eyes**

The eyes are one of the most prominent facial features. They not only provide vision but also serve as a means of non-verbal communication. The eye's anatomy includes the iris, pupil, sclera, and surrounding structures such as the eyelids, eyelashes, and eyebrows. These components work together to protect the eye and control the entry of light. Furthermore, the placement and shape of the eyes can greatly influence an individual's appearance. Eye color, size, and symmetry vary among individuals, making each person's eyes unique and captivating.

❖ Nose

The nose is a central feature of the face that serves multiple functions. It acts as the primary organ for breathing, allowing air to flow in and out of the body. The nose consists of the nasal bridge, nostrils, and nasal septum. These structures help filter, warm, and humidify the air before it reaches the lungs. Additionally, the shape and size of the nose contribute significantly to facial aesthetics. Different nose shapes, such as aquiline, snub, or Roman, give individuals distinct facial profiles and characteristics.

❖ Lips

The lips play a crucial role in both functional and aesthetic aspects of the face. They facilitate various actions such as speaking, eating, and expressing emotions through facial expressions. The anatomy of the lips includes the upper and lower lip, vermilion border, and the surrounding areas like the philtrum and Cupid's bow. The thickness, color, and symmetry of the lips vary among individuals and can greatly contribute to the overall attractiveness of the face. Additionally, the lips also play a role in non-verbal communication, as specific lip movements can convey different meanings and emotions.

❖ Cheeks

The cheeks are the rounded fleshy areas on the sides of the face, located between the eyes and the jaws. They primarily consist of subcutaneous fat, muscles, and connective tissues. The shape and fullness of the cheeks can vary among individuals based on factors such as genetics and age. Well-defined, prominent cheeks are often associated with youthfulness and attractiveness. The cheeks also contribute to facial expressions and play a significant role in conveying emotions such as smiling, blushing, or pouting. Additionally, they provide support to the underlying structures of the face, enhancing facial symmetry and balance.

❖ Forehead

The forehead is the area between the hairline and the eyebrows. It serves as a prominent feature of the face and plays an essential role in facial aesthetics. The forehead's anatomy includes the frontal bone, muscles, and nerves. The size and shape of the forehead vary among individuals, with factors such as genetics and facial structure determining its appearance. Smooth and wrinkle-free foreheads are often associated with youthfulness, while the presence of lines and creases can indicate aging. The forehead also contributes to facial expressions, particularly in raising the eyebrows to convey surprise, curiosity, or skepticism.

THE GOLDEN RATIO IN FACIAL PROPORTIONS

The Golden Ratio, often represented by the mathematical constant phi (Φ), approximately equal to 1.618, has long been associated with aesthetic beauty. In facial proportions, the Golden Ratio is believed to contribute to a harmonious and pleasing appearance. Here's a breakdown of its application:

Understanding the Golden Ratio:

The Golden Ratio is a mathematical concept that appears in various aspects of art, architecture, and nature. In facial aesthetics, it refers to the ideal proportions between different facial features. The ratio is said to be aesthetically pleasing when the relationship between the width and height of certain facial features conforms to the Golden Ratio.

Facial Features and the Golden Ratio:

- ❖ Eyes: The distance between the eyes, the width of the eyes, and the height of the eyes should adhere to the Golden Ratio for optimal balance.
- ❖ Nose: The length and width of the nose, as well as its relationship to other facial features, are often considered in accordance with the Golden Ratio.
- ❖ Lips: The width and height of the lips, including their positioning relative to the nose and chin, may also be evaluated based on the Golden Ratio.

Application in Plastic Surgery and Cosmetics:

Some plastic surgeons and cosmetic practitioners use the Golden Ratio as a guide when performing procedures to enhance facial features. Procedures such as rhinoplasty, blepharoplasty, and lip augmentation may be approached with an aim to achieve proportions that align with the Golden Ratio.

Limitations and Controversies:

While the Golden Ratio is a fascinating concept, its application to facial beauty is subjective and cultural. Beauty standards vary across different cultures and time periods, and not everyone subscribes to the idea that the Golden Ratio universally defines beauty.

HOW FACIAL FEATURES CONTRIBUTE TO BEAUTY

Beauty is a multifaceted concept influenced by various facial features. Understanding how these features contribute to overall beauty is essential for anyone seeking to enhance or appreciate facial aesthetics. Here's an exploration of this concept:

❖ **Symmetry and Harmony:**

Symmetry is often associated with beauty, and facial symmetry is considered attractive. Balanced proportions between the left and right sides of the face contribute to a harmonious appearance.

❖ **Eyes:**

The eyes are often considered the focal point of the face. Bright, expressive eyes are associated with attractiveness. The shape, size, and positioning of the eyes can significantly impact one's perceived beauty.

❖ **Nose:**

The nose plays a crucial role in facial aesthetics. A well-proportioned nose that complements other facial features contributes to overall facial harmony. The bridge, tip, and nostrils are key elements.

❖ **Lips:**

Full, well-defined lips are often associated with youth and attractiveness. The ratio between the upper and lower lips, as well as their relationship to the nose and chin, influences the perception of beauty.

❖ Cheeks and Jaw line:

High cheekbones and a defined jaw line are often considered attractive features. These contribute to facial contouring and can enhance the overall structure of the face.

❖ Forehead and Chin:

The forehead and chin contribute to the overall balance of facial proportions. The size and shape of the forehead, as well as the prominence of the chin, impact the perceived beauty of the face.

❖ Cultural Variations in Beauty Ideals:

Beauty standards are not universal and may vary across cultures. Certain facial features may be considered more or less attractive in different regions and societies.

SKINCARE FOR A BEAUTIFUL FACE

Daily Skincare Routine

❖ Cleansing

Cleansing is the foundation of any skincare routine, serving as the initial step to rid the skin of impurities accumulated throughout the day or night.

Purpose:

Cleansing serves a dual purpose – it removes dirt, makeup, and pollutants, preventing skin issues such as acne, and it creates a clean canvas for subsequent skincare products to be absorbed effectively.

Recommendations:

Choose a cleanser that aligns with your skin type:

For dry skin, opt for a hydrating cleanser.

Oily or acne-prone skin benefits from a gel or foaming cleanser.

Combination skin may require a dual-action cleanser.

Cleansing should be performed twice a day – in the morning to refresh the skin and at night to remove makeup and pollutants.

❖ Toning

Often underestimated, toning is a vital step in achieving balanced and well-conditioned skin.

Purpose:

Toning helps restore the skin's pH balance, which can be disrupted by the alkaline nature of some cleansers. It also tightens pores and preps the skin for better absorption of moisturizers and serums.

Recommendations:

Choose a toner with natural ingredients like witch hazel, rose water, or chamomile. Apply the toner using a cotton pad or gently pat it onto your skin to promote absorption.

❖ **Moisturizing**

Moisturizing is a crucial step that helps keep the skin hydrated, maintaining its elasticity and protecting it from external stressors.

Purpose:

Moisturizers create a protective barrier on the skin's surface, preventing water loss and maintaining hydration. They also play a role in preventing premature aging and promoting a smooth complexion.

Recommendations:

Select a moisturizer tailored to your skin type. For dry skin, consider a richer, creamier formula, while those with oily skin may prefer a lightweight, oil-free moisturizer. Daytime moisturizers with SPF provide an added layer of protection against harmful UV rays.

❖ Sunscreen

Sunscreen is a non-negotiable component of a daily skincare routine, offering protection against the sun's harmful UV rays.

Purpose:

Sunscreen safeguards the skin from sunburn, premature aging, and reduces the risk of skin cancer. It is a vital element in maintaining a youthful and healthy complexion.

Recommendations:

Opt for a broad-spectrum sunscreen with at least SPF 30. Apply it every morning, even on cloudy days or during winter, as UV rays are present year-round.

Specialized Skincare Tips

❖ Acne Prevention

Acne can be a persistent concern, but with targeted skincare practices, it can be managed effectively.

Cleansing for Acne-Prone Skin:

Use a cleanser containing salicylic acid or benzoyl peroxide. These ingredients help to unclog pores and reduce acne-causing bacteria.

Non-comedogenic Products:

Choose skincare and makeup labeled as non-comedogenic to avoid clogging pores and exacerbating acne.

Spot Treatment:

Incorporate targeted treatments, such as benzoyl peroxide or tea tree oil, for active breakouts. These ingredients help reduce inflammation and speed up the healing process.

❖ Anti-Aging Strategies

As we age, skincare routines should adapt to address specific concerns associated with aging skin.

Retinoid:

Consider incorporating retinoid into your routine. Retinoid, derived from vitamin A, are known for their powerful anti-aging properties. They stimulate collagen production, reduce fine lines, and promote skin renewal.

Hydration:

Maintaining optimal skin hydration is key to minimizing the appearance of fine lines and wrinkles. Hydrated skin appears plump and youthful.

Antioxidants:

Integrate antioxidants like vitamin C into your routine. Antioxidants neutralize free radicals, protecting the skin from environmental damage and supporting a more youthful complexion.

❖ Dealing with Hyper pigmentation

Hyper pigmentation, characterized by dark spots or uneven skin tone, can be addressed with targeted skincare practices.

Brightening Agents:

Choose products containing brightening agents like niacinamide, alpha arbutin, or licorice extract. These ingredients help to fade dark spots and even out skin tone.

Sun Protection:

Sunscreen is paramount when dealing with hyperpigmentation. Sun exposure can exacerbate dark spots, making sun protection an essential preventive measure.

Chemical Exfoliation:

Consider incorporating chemical exfoliates like glycolic acid into your routine. These agents promote skin renewal, helping to fade hyperpigmentation over time.

Aber hier und jetzt in diesem Wartezimmer war ich plötzlich nicht länger bereit, auf die negativen Stimmen in meinem Kopf zu hören. Ich wollte nicht mehr daran glauben, in jeder Hinsicht vom Pech verfolgt zu werden. Ich wollte leben, und zwar gesund und glücklich. Nicht umsonst heißt es doch, der Glaube versetzt Berge.

Kurze Zeit später zog ich aus der Stadt aufs Land. Ich glaubte trotz meiner Einsamkeit, dass mir die Ruhe und die Natur guttun würden. Die ersten beiden Wochen nach dem Einzug bereute ich meine Entscheidung jeden einzelnen Tag. Das Gedankenkarussell drehte sich unaufhaltsam. Am liebsten wäre ich sofort wieder ausgezogen aus meinem selbst gewählten Paradies, das mir nun wie ein Albtraum erschien. Dann erinnerte ich mich an den Artikel. Wie war das doch gleich noch mal? Wenn du eine Situation nicht ändern kannst, dann ändere deine Sicht darauf.

An diesem Tag ging ich zum ersten Mal seit meinem Umzug nicht gleich nach der Arbeit ins Bett, um zu weinen und im Schlaf Trost zu finden. Stattdessen öffnete ich die Balkontür und trat hinaus in die herbstliche Abendluft. Ich schaute mir alles in meiner Umgebung genau an und ließ mir viel Zeit dabei. Ich nahm die Farben der Bäume und Felder wahr, ich roch das Laub und den vom Regen aufgeweichten Boden.

Dann zog ich nüchtern Resümee über den Istzustand meines Lebens. Ich war also allein und um meine Gesundheit stand es wahrlich nicht gut. Soweit die Fakten. Doch reichte das aus, um die Freude am Leben komplett zu verlieren, um das Leben an mir vorbeiziehen zu lassen und auf das Ende zu warten? War es nicht viel eher möglich, dass ich mich bisher einfach nur zu stark auf die negativen Ereignisse konzentriert und die positiven verdrängt hatte?

Neuer Mut stieg in mir auf. Ich wollte mehr über die Kraft der Gedanken wissen und las in den kommenden Wochen und Monaten alles, was ich zu diesem Thema finden konnte. Schritt für Schritt kämpfte ich mich zurück ins Leben.

Ich befreite mich von all meinen gesundheitlichen Problemen und räumte dazu in meiner Seele auf. Es gab zwar kleinere Rückschläge, aber es ging mir von Woche zu Woche besser. Heute kann ich mit Fug und Recht behaupten, die trüben Jahre sind vorüber. Als Krönung meines wunderbaren Weges werde ich in wenigen Wochen noch einmal heiraten.

Damit du, liebe Leserin oder lieber Leser, nicht denselben Weg gehen und hunderte von Artikeln oder Büchern studieren musst, habe ich dir in meinem vorliegenden Ratgeber alles zusammengetragen, was es über positives Denken zu wissen gibt.

Du wirst erfahren, wie du deine negativen Gedanken ersetzen kannst. Ich werde dir zeigen, welche 5 einfachen Methoden du sofort anwenden kannst. Außerdem verrate ich dir, wie du langfristig Schritt für Schritt positiver wirst und bleibst. Du verlierst deine Skepsis und verstehst, dass das Ganze keine esoterische Spinnerei ist. Ich möchte dich mit diesem Ratgeber zu einem freundlicheren, helleren Leben ermutigen. Springe über deinen Schatten und sei dazu bereit, dich auf meine Ratschläge einzulassen.

Du bist der Schöpfer deines Lebens und alles, was du brauchst, ist bereits jetzt in dir. Fang an und kreiere dir deine Zukunft exakt nach deinen Wünschen und Vorstellungen!

1. Kapitel:

Was bedeutet
positives Denken?

Sicher hast auch du schon viel über positives Denken gelesen. Doch was ist das eigentlich und wie kann es dir helfen, dein Dasein auf die Sonnenseite des Lebens zu bringen? Gibt es so etwas wie einen Schalter in unserem Kopf, den wir einfach umlegen können und schon fließen nur noch positive Energien durch uns? Ganz so simpel ist es zwar nicht, aber der Weg ist dennoch für jeden erlernbar. Schritt für Schritt wirst du erfahren, was positives Denken ausmacht und wie du die negativen Denkmuster in deinem Leben erkennst und änderst. Dazu dienen teilweise Fallbeispiele zur Verdeutlichung.

1. Lerne deine Mitmenschen und deine Umwelt in einem positiven Licht zu sehen

Jeden Morgen schaut dich der Mann, der dir in der Bahn gegenüber sitzt, griesgrämig an. Du hast dich schon hundertmal gefragt, welche

Laus ihm wohl über die Leber gelaufen ist. Du meidest seinen Blick und weichst verlegen aus, falls sich eure Augen doch einmal treffen. Die allgemeine morgendliche Atmosphäre in der U-Bahn leistet den trüben Gedanken eher noch Vorschub, als sie zu vertreiben. Dann, eines Tages lächelt er dich ganz unvermittelt an. Es ist ein offenes Lächeln ohne jeglichen Zynismus darin. Du staunst über dich selbst, wie stark es dich berührt. Du schaust ihn an und deine Mundwinkel verziehen sich ebenfalls zu einem Lächeln. Dann drehst du den Kopf, schaust aus dem Fenster und irgendwie ist alles heute ein bisschen heller und fröhlicher.

2. Versuche immer eine positive Erwartungshaltung einzunehmen

Grübelst du üblicherweise schon nach dem Aufwachen, was der Tag alles bringen und was schiefgehen wird? Wenn du deinen Tag schon mit einer negativen Erwartungshaltung beginnst, wird er auch nicht positiv verlaufen! Wie wär's, wenn du ab heute nur noch auf die Dinge reagierst, die wirklich geschehen? Über alles andere, was vielleicht eventuell passieren könnte, brauchst du dir keine Gedanken zu machen. Freue dich auf den Tag und genieße die wunderbaren kleinen Momente, die er dir schenkt.

Natürlich gehört zum positiven Denken mehr als nur dieser eine Schritt: Du kannst sehr schnell und leicht von negativ auf positiv umschalten, wenn du für alles, was vor dir liegt und dich erwartet, dankbar bist. Dir fallen bestimmt sofort einige Dinge ein, die dein Leben bereichern und für die du Dankbarkeit spürst.

3. Nicht schön reden, sondern Chancen erkennen und nutzen

Den Arbeitsplatz zu verlieren oder Streit in der Familie, das sind zweifellos keine tollen Erlebnisse. Die kann man sich auch nicht schön reden. Es schmerzt, einen geliebten Menschen zu verlieren oder selbst krank zu sein. Doch in jeder negativen Erfahrung steckt die Chance, etwas Gutes darin zu erkennen. Was ist es bei dir? Wo findest du einen Ansatz, um aus deiner Krise einen positiven Aspekt zu ziehen? Vielleicht sind es gerade die schlimmen Ereignisse, die dich dazu bringen, über dich nachzudenken und deinem Leben eine positive Wendung zu geben. Wir alle machen unsere Erfahrungen. Doch die einen sehen Krisen als Bedrohungen, die anderen nutzen sie als Chance.

Die beiden nachfolgenden Fallbeispiele zeigen dir deutlich, dass du alleine durch die Art deines Denkens den Ereignissen, die dir widerfahren, eine negative oder auch eine positive Bewertung, Bedeutung und Interpretation verleihen kannst.

Lisa (37) hat einen liebevollen Ehemann und zwei wunderbare Kinder. Sie arbeitet halbtags als Sprechstundenhilfe in einer allgemeinärztlichen Praxis. Seit einem halben Jahr gerät sie mit der neuen Kollegin immer wieder in Konflikt. Sie können sich einfach nicht leiden und lassen sich das gegenseitig spüren. Das geht so weit, dass Lisa kaum noch Freude an der Arbeit findet. Selbst mit den übrigen Kolleginnen beginnt es zu kriseln. Morgens geht sie schon missmutig und mit Magengrummeln in die Praxis. Sie überlegt ernsthaft, die Stelle zu wechseln. Ihr fällt kein anderer Ausweg ein.

Tom (40) ist ebenfalls zweifacher Familienvater und glücklicher Ehemann. Die Firma, in der er zwölf Jahren lang arbeitete, fusionierte vor knapp einem Jahr mit einem Konkurrenzunternehmen. Toms Stelle wurde dabei von jemand anderem besetzt und man riet ihm, sich nach etwas Neuem umzuschauen. Im ersten Moment fühlte sich Tom wie vor den Kopf geschlagen.

Er wurde einfach nicht mehr gebraucht nach so langer Zeit. Er ließ jedoch den Kopf nicht hängen und beratschlagte mit seiner Frau, was er tun könnte. Sein erlerntes Wissen nutzte er und machte sich wenige Wochen später selbstständig. Das war bereits ein Jugendtraum von ihm gewesen und durch die Fusionierung wurde er beinahe mit der Nase darauf gestoßen, ihn sich zu erfüllen. Tom ist froh darüber, dass jetzt ein anderer seinen früheren Job macht und er genau das tun kann, was ihn mit Freude erfüllt. Er sah die aufgezwungene Veränderung als Chance.

4. Verändere deine negativen Gedanken - Konstrukte

Alles, was du heute denkst, wirst du morgen sein. Wenn dich dein Leben so, wie es momentan ist, nicht glücklich macht, dann ist es an der Zeit zu handeln. Um die Zukunft zu ändern, musst du dich in der Gegenwart mit der Vergangenheit befassen und sie, zumindest gedanklich, neu schreiben. Dadurch wirst du die Ursachen für deine negativen Gedanken aufdecken, kannst alte Glaubenssätze auflösen und durch neue ersetzen. Du wirst lernen, deine alten Gedanken loszulassen und neues, zuversichtliches Denken willkommen zu heißen. Dazu helfen dir ganz bestimmte Fragen, die dich einerseits schnell an den Kern des Problems bringen. Zum anderen beinhalten diese Fragen oft auch schon einen Teil der Lösung. Welche Fragen dir dabei helfen, deine negativen gedanklichen Konstrukte aufzudecken, erfährst du noch ausführlich im 5. Kapitel.

5. Mach dich unabhängig von äußeren Einflüssen

Positiv zu denken bedeutet nicht, die negativen Dinge und Ereignisse in deinem Leben zu ignorieren. Dennoch gibt es Strategien, traurige und vielleicht unabwendbare Schicksale anzunehmen und sie nicht als Strafe, sondern eher als Möglichkeit zu sehen, an der du wachsen kannst. Jedes Problem kommt genau zu dem Zeitpunkt, zu dem du es brauchst. Indem du vollständig die Verantwortung dafür übernimmst, was in deinem Leben geschieht, machst du dich frei von den Einflüssen anderer Menschen und deiner Umgebung. Du allein bestimmst, wie du auf die Geschehnisse reagierst und wie du mit ihnen umgehst.

In diesem Kapitel habe ich dir das Grundgerüst vorgestellt, was es bedeutet, positiv zu denken.

Ob du negativ oder positiv denkst, macht also den entscheidenden Unterschied. Aber warum denken die meisten von uns leider immer noch eher pessimistisch? Welche Gründe gibt es dafür und wie machst du dir diese bewusst? Dazu zähle ich dir im nächsten Kapitel verschiedene Gründe auf, die dir dabei helfen werden das herauszufinden. Damit wird es dir leichter fallen, deine eigenen Gründe für negatives Denken zu erkennen.

2. Kapitel:

Warum bist du ein Pessimist?

Du hältst dich selbst für einen Optimisten, aber dein Leben scheint immer wieder aus dem Ruder zu laufen? Dann gilt es, deine Gedanken tiefgründiger zu erforschen. Oft stecken hinter unseren Glaubenssätzen Geschehnisse aus der Vergangenheit. Sowohl Eltern als auch das schulische Umfeld und Freunde prägen unser Selbstbild. Nicht zuletzt tragen auch die Medien einen hohen Anteil zur Meinung bei, die wir uns über uns selbst und die Welt machen.

Es folgen wieder einige Beispiele, damit es dir leichter fällt, dich darin wiederzufinden. Sie werden dir dabei helfen deinen eigenen Gründen für deinen Pessimismus auf die Spur zu kommen.

Erinnere dich doch mal an deine Kindheit! Hier findest du mit Sicherheit einen großen Vorrat an guten und schlechten Erfahrungen, die dich bis heute prägen.

Am Beispiel von Jonathan wird deutlich, wie eine schlechte Erfahrung sich auf das spätere Leben auswirken kann.

Jonathans Eltern waren arm. Er lebte mit ihnen und den drei Geschwistern in einer kleinen Wohnung. Solange der Junge denken konnte, hatten seine Eltern Geldsorgen. Schulausflüge konnten nur mit Mühe und Not bezahlt werden. Für Sonderwünsche fehlte das Geld gänzlich. Am schlimmsten war es für Jonathan, dass er regelmäßig zu Verwandten geschickt wurde, um sich von ihnen Geld zu leihen. Er traute sich oft nicht und erfand immer wieder Ausreden, nur um nicht betteln zu müssen. Ihm war schon bei dem Gedanken, andere um Geld bitten zu müssen, übel. Er schwor sich, so etwas würde ihm im Erwachsenenalter niemals passieren. Viele Jahre später kämpfte auch er gegen seine ständige Geldknappheit an. Schließlich war er so hoch verschuldet, dass er glaubte, sich niemals mehr davon zu erholen. Kurz, bevor er aufgeben wollte, befreite er sich mithilfe bestimmter Techniken von den Erfahrungen aus der Kindheit und schaffte es, sich auf solide, finanzielle Füße zu stellen.

Wie negative Glaubenssätze der Eltern noch lange nachwirken, zeigt die Geschichte von Na-

talie. „Aus dir wird nie eine kluge Frau." „Hör
auf zu träumen, um Ärztin zu werden, sind deine Schulnoten viel zu schlecht." Natalie klangen
die Sätze ihrer Mutter noch lange in den Ohren.
Obwohl sie eine Tagträumerin war und für alle
Aufgaben etwas länger als der Durchschnitt
brauchte, bestand sie ihr Abitur mit Auszeich-
nung. Sie traute sich jedoch nicht, Medizin zu
studieren und belegte daher einen Kurs in Ger-
manistik. Sie las gern, aber das ewige Pauken der
Literaturgeschichte langweilte sie. Sie wollte nie
etwas anderes als Ärztin werden, doch ihre Mutter hatte sicher recht. Dafür war sie einfach
nicht klug genug. Sie brach das Studium ab, hei-
ratete und bekam einen süßen Jungen. Als dieser in die Schule kam, brach der Drang zur Medizin wieder aus ihr hervor. Ihr Mann unter-
stützte ihren Wunsch und half ihr, wo er nur
konnte. Natalie büffelte viele Nächte lang, über-
wand die Müdigkeit und versuchte zudem,
Mann und Kind gerecht zu werden. Ihr Fleiß
zahlte sich aus. Sie richtet gerade ihre Praxis als
Logopädin ein.

Warum du von dir selbst glaubst, dass du etwas
nicht kannst oder es nicht wert bist, geliebt zu
werden, hat vielfältige Ursachen. Wie in dem
Beispiel von Natalie beschrieben, bist du stark
von den Meinungen und Glaubenssätzen ande-

rer über dich geprägt. Du hast so lange die Worte deiner Eltern, Lehrer oder Freunde gehört, bis du sie zu deiner eigenen Überzeugung gemacht hast. Natürlich will dir niemand etwas Böses. Alle Menschen, die dir nahe stehen, wollen dich mit ihren Glaubenssätzen nur vor Enttäuschungen bewahren. Doch mit der Zeit traust du dir auch selbst überhaupt nichts mehr zu. Bevor du etwas probierst, ruft dir die Stimme in deinem Kopf bereits alle Sätze ins Gedächtnis, die dir den Misserfolg von vornherein bescheinigen. Da es Mut und Geduld erfordert, diesen Glaubenssätzen entgegenzuwirken, lässt du es lieber sein und glaubst das, was andere über dich sagen.

Eine einzige negative Erfahrung veranlasst uns oft dazu eine Art Schutzmechanismus um uns herum aufzubauen.

Am Beispiel von Andrea wirst du sehen, dass dieses Verhalten nicht zum Ziel führt. Andrea war 25, als sie einen Heiratsantrag von ihrem Freund bekam. Sie sagte sofort ja, denn Torsten war die Liebe ihres Lebens. Sie freute sich auf die Hochzeit und darauf, das ganze Leben mit ihrem Traummann zu verbringen. Zwei Wochen, bevor es zum Traualtar gehen sollte, gestand er ihr, dass er eine andere Frau liebte und sie nicht heiraten könne. Andrea war am Boden zerstört. Es dauerte Jahre, bis sie wieder einen Mann in ihrem Leben zuließ. Doch jede ihrer Beziehungen scheiterte über kurz oder lang. Stets war es Andrea, die die Verbindung löste, da sie für sich entschied, der Mann sei doch nicht der Richtige. Sie schützte sich vor einer weiteren Enttäuschung wie der mit Torsten, indem sie ihr Herz kein zweites Mal öffnete. Erst, als sie dieses Muster erkannte und auflöste, konnte sie wieder lieben und vertrauen. Heute ist Andrea glücklich verheiratet und erwartet mit ihrem Mann Zwillinge.

Im folgenden Beispiel wirst du sehen, dass du dem Leben nicht hilflos ausgeliefert bist, du bist kein Opfer deiner Umstände. Deine persönliche positive oder negative Einstellung ist ganz entscheidend für dein Leben.

Sven und Eric lernten sich im Krankenhaus kennen. Beide litten an einem Lebertumor, der jeweils operativ entfernt wurde. Die anschließende Chemotherapie standen sie ebenfalls gemeinsam durch. Sven wurde zunehmend schwächer und schlug auf die Behandlung immer schlechter an. Er war von Beginn an der Meinung gewesen, Krebs könne man nicht besiegen. Nur auf den massiven Druck seiner Familie hin hatte er sich zu der OP entschlossen. Für ihn kam keine Heilung in Frage und er fühlte sein Leben unter seinen Händen weggleiten. Er spürte eine unendliche Hilflosigkeit, der grausamen Krankheit machtlos ausgeliefert zu sein. Dadurch verlor er jeglichen Kampfgeist und starb kurze Zeit später an den Folgen der Erkrankung. Eric war von der Diagnose ebenso erschüttert wie Sven. Doch im Gegensatz zu diesem gab es für ihn nur einen einzigen Ausweg: Heilung. Er ignorierte die Möglichkeit, dass der Krebs ihn besiegen könnte. Für ihn war der Tod schlichtweg inakzeptabel. Aus dieser Haltung heraus überstand er alle Behandlungen, erholte sich von seinem Leiden und der Krebs kam nie mehr zurück.

An diesem Beispiel kannst du gut erkennen, dass die persönliche Einstellung und Denkweise einen entscheidenden Einfluss auf dein Leben hat.

Eric war von Anfang an der Meinung, dass er den Krebs nicht besiegen könne und so geschah es dann am Ende auch. Sven hingegen war vollkommen klar, dass er den Krebs besiegen würde. Mit dieser positiven Haltung dem Leben gegenüber konnte der Krebs ihm nichts anhaben.

Deine Überzeugungen entscheiden über Leben und Tod. Du hast immer einen freien Willen.

Du denkst, du hast keinen freien Willen und fühlst dich oft, als würde jemand anderes die Fäden in deinem Leben ziehen? Nun, auch wenn du es nicht glaubst, dieser andere Teil bist du selbst. Nur fünf Prozent unseres Denkens und Handelns tun wir bewusst. Den überwiegenden Teil nimmt das Unterbewusstsein ein. Dort wird auch unser täglicher Kurs bestimmt, mit dem wir durchs Leben gehen. Frühere Erfahrungen, Prägungen aus allen Schichten deines Daseins und dein bisheriges Verhalten bestimmen dein gegenwärtiges Empfinden und Denken.

Die so aufgebauten negativen Denkmuster etwa aus der Kindheit führen zu antrainiertem schlechtem Verhalten, wenn wir erwachsen sind. Weil wir meistens die Muster unserer Eltern übernehmen, obwohl wir das bewusst gar nicht wollen. Aber unser Unterbewusstsein hat diese Programme gespeichert. Sie sind uns vertraut und suggerieren uns eine vermeintliche Sicherheit.

Leonards Kindheit war geprägt durch die negativen Denkmuster und das schlechte Verhalten seiner Eltern, was er unbewusst übernommen hatte. Sie lebten ihm vor, dass das Leben hart, schwer und ungerecht ist. Sie stritten sich oft und sein Vater griff danach regelmäßig zu Alkohol.

Bei Leonard fing es damit an, dass er sich nach jedem Streit mit seiner Freundin zurückzog und eine Tafel Schokolade als Seelentrost aß. Bald wurde die süße Versuchung zum rettenden Anker in allen negativen Situationen. Die Lieblingsfußballmannschaft verlor, der Chef verlangte Überstunden, die Diskussionen mit Annette häuften sich. Schokolade musste bei jedem Emotionstief herhalten. Natürlich schlug sich das irgendwann auf Leonards Hüften und seinem Gewicht nieder. Er war mit sich selbst mehr als unzufrieden und seine schlechte Laune beschleunigte das Negativkarussell nur noch. Er blieb abends immer länger im Büro und kam erst nach Hause, wenn seine Partnerin bereits schlief. Eines Tages fand er nach der Arbeit einen Zettel auf dem Küchentisch: „So kann es nicht mehr weiter gehen. Ich ziehe aus.“

Leonard war fertig mit der Welt. Viele Tage verkroch er sich in seiner Wohnung und ließ niemanden an sich heran. Dann rief er sich die Anfangszeiten mit Annette ins Gedächtnis. Wie verliebt sie beide gewesen waren und wie sicher er sich gefühlt hatte, die Frau seines Lebens in ihr gefunden zu haben.

Er riss sich aus seiner Lethargie, machte sich einen Plan zum Abnehmen und verbannte die Schokolade aus seinem Leben. Brauchte er einen Seelentröster, rief er stattdessen nun einen Freund an. Schließlich hatte er sein Leben wieder unter Kontrolle und traute sich, Annette um ein Treffen zu bitten. Die beiden sprachen sich aus und versöhnten sich wieder.

Die schlechten Denk- und Verhaltensmuster, die wir durch unser Umfeld manchmal bewusst, aber meistens unbewusst aufgenommen haben, müssen wir erkennen lernen und durch positive Muster ersetzen. So gelingt es uns, von den negativen Denkmustern zu einer positiven Lebenseinstellung zu wechseln.

Nicht nur dein direktes Umfeld kann für deine negativen Gedanken verantwortlich sein. Auch die Medien haben einen großen Anteil daran, ein negatives Weltbild zu erzeugen. Denn die Macht der Medien über deine Gedanken solltest du nicht unterschätzen. Wohin du auch schaust, du kommst an den Nachrichten des Tages nicht vorbei. Dass diese meist negativ sind, liegt nicht darin, dass die Welt abgrundtief schlecht ist. Vielmehr geht es darum, Aufmerksamkeit zu erzeugen. Egal ob du dein Mailprogramm übers Internet aufrufst, die Facebook-Neuigkeiten checkst oder dich durchs Fernsehprogramm zappst, die Schlagzeilen und Bilder von Katastrophen übertrumpfen einander. Sie scheinen im Wettstreit zu stehen: schlimmer, tragischer, grausamer. Wir nehmen Emotionen, besonders negative „Sensationen", intensiver wahr als gute Nachrichten. Irgendwann glaubt unser Unterbewusstsein daran, dass alles um uns herum schlecht ist und bekommt dafür tagtäglich die mediale Bestätigung.

Welche Auswirkungen die genannten Gründe für dich und dein Leben haben, erfährst du im nächsten Kapitel, bevor es dann an die Umsetzung geht, wie du deinen Pessimismus in Optimismus verwandeln kannst.

3. Kapitel:

Welche Folgen hat negatives Denken?

Du bist, was du denkst. Alles, was von Menschenhand auf der Welt erschaffen wurde, musste vorher von jemandem gedacht werden. Das bedeutet, dass das, was du dir gedanklich ausmalst, in deinem Leben früher oder später Wirklichkeit wird. Denkst du dir dein Leben grundsätzlich schlecht, hat das einen starken Einfluss auf deine Realität.

Negative Gedanken beeinflussen nicht nur die psychische Gesundheit, sie können auch Auslöser für körperliche Beeinträchtigungen oder sogar schwere Krankheiten sein.

Als ich mir einredete, ich bekäme doch sowieso nichts auf die Reihe, ging meine Lebensfreude von Tag zu Tag mehr zurück. Ich wachte schon mit einem Schleier im Kopf auf und dieser lichtete sich über Tag nur selten. Durch meine trüben Gedanken rutschte ich immer tiefer in eine Depression.

Leider erkennt man diese Abwärtsspirale selbst nicht oder erst sehr spät. Weiß die kranke Seele keinen Ausweg mehr, sucht sie sich ein Ventil im Körper. Das Immunsystem wird geschwächt, wir fühlen uns antriebslos und schwach. Die Infektanfälligkeit nimmt zu.

Ich wollte das erst gar nicht wahrhaben. Die Ursache für meinen rebellierenden Magen hätte ich niemals in meinem negativen Denken gesucht. Alle paar Wochen fühlte ich mich erkältet, obwohl die typischen Symptome von Schnupfen und Husten meist fehlten. Es fiel mir schwer, morgens aufzustehen und in die Gänge zu kommen. Natürlich förderte das erneut meine traurigen Gedanken. Der Teufelskreis war perfekt und aus eigener Kraft war es mir kaum möglich, etwas zu ändern. Zumindest glaubte ich das zu jener Zeit.

Mit einem geringen Selbstbewusstsein können wir nicht erhobenen Hauptes durchs Leben gehen. Wenn du dir selbst nichts zutraust, wirst du auch nichts riskieren. Doch der Mensch ist nun einmal ein erfolgsorientiertes Wesen. Bleibt dieser aus, fühlen wir uns wertlos, werden ängstlich und sind unglücklich.

Mir wurde in meiner dunklen Zeit oft gesagt,

ich sei einer der freundlichsten und hilfsbereitesten Menschen, die es gäbe. Ich selber sah das ganz anders. Da mir nicht viel von dem gelang, was ich mir vornahm und ich mich häufig dafür kritisierte, machten mich die Komplimente von anderen eher skeptisch als stolz. Ich glaubte sie nicht und spielte sie meist so lange herunter, bis mein Gegenüber schulterzuckend aufgab.

Im Nachhinein ist mir bewusst, dass meine Ehe auch deshalb scheiterte, weil mein Mann nicht nur körperlich, sondern auch emotional nicht mehr an mich herankam. Ich war so tief in meine Ängste verstrickt, dass ich meterhohe Schutzmauern um mich baute.

Die Angst vorm nächsten Tag und vor dem Leben überhaupt wuchs stetig. Ich machte mir über jedes winzige Detail Sorgen. Habe ich die passende Kleidung an? Findet man mich zu dick oder zu bunt? Bin ich zu laut oder zu still? Jeden kritischen Blick meiner Mitmenschen fing ich auf und bezog ihn auf mich. Um mich kleiner und unsichtbarer zu machen, tauschte ich die farbenfrohe Kleidung früherer Tage durch unauffällige, gedeckte Farbtöne. Nur selten schaute ich meinem Gesprächspartner direkt in die Augen und vermied zunehmend jeden nicht zwingend notwendigen Dialog. Natürlich schränkte ich mich durch dieses Verhalten stark ein und begrenzte meinen Aktionsradius bald nur noch auf mein Zuhause. Ausgehen und mit anderen Menschen zusammentreffen, fiel mir von Tag zu Tag schwerer. Mein Mann beschwerte sich oft darüber, dass wir keine Freunde mehr zu uns einluden. Da ich jedoch überzeugt war, keine gute Gastgeberin zu sein, wollte ich tatsächlich niemanden sehen und nahm seine Kritik als Bestätigung für meine Unfähigkeit.

Kannst du die Gedanken des Tages nicht loslassen, begleiten sie dich durch deine Träume.

Meine Angstzustände hörten auch nachts nicht auf. Mehrmals pro Woche wachte ich mitten in der Nacht schweißgebadet und mit wild pochendem Herzen auf. Sofort spürte ich Panik in mir hochsteigen und malte mir die größten Schreckensszenarien aus.

Manchmal lag ich stundenlang wach und war in meiner Angst regelrecht gefangen. Durchschlafen und erfrischt aufwachen konnte ich nur noch, wenn ich vor lauter Schlafmangel nach mehreren durchwachten Nächten abends wie betäubt ins Bett fiel und sich das Kopfkino für ein paar Stunden ausschaltete. Dass nichts von den Dingen jemals wirklich so schlimm eintrat, wie ich es mir nachts erdachte, änderte weder etwas an meiner Angst noch an meinen körperlichen Beschwerden. Ich war einfach noch nicht zum Umdenken bereit.

Das Leben ist ein Wagnis und wenn wir es eingehen, liegt uns die Welt zu Füßen.

Statt mich auf den vor mir liegenden Tag mit all seinen Unbekannten zu freuen, sorgte ich dafür, die vermeintlichen Risiken in meinem Leben aus dem Weg zu räumen. Mein Bedürfnis nach Sicherheit wuchs ins Unermessliche und weder mein Mann noch meine Familie oder Freunde konnten mir das gewünschte Sicherheitsgefühl geben. Ich machte mir Gedanken darüber, was wohl als Nächstes passieren könnte und suchte fieberhaft nach einer Lösung für das Problem, bevor es überhaupt auftrat. Ich empfand jeden einzelnen Tag als riesige Anstrengung und hatte immer weniger Kraft, sie zu bewältigen.

Durch die Fokussierung auf unangenehme Dinge entging mir alles Positive, was möglicherweise direkt vor meinen Augen stattfand. Sofern es gute Ereignisse in meinem Leben gab, übersah ich sie in dieser Zeit schlichtweg. Ich brauchte meine ganze Energie, um drohendes Unheil von meinen Lieben und mir fernzuhalten. Schon ein Arztbesuch brachte mich völlig aus dem Konzept, noch mehr, wenn sich keine Diagnose ergab. Ich war mir sicher, schwer krank zu sein. Schließlich hatte ich Schmerzen im Körper und die Ursache dafür musste der Arzt früher oder später zwangsläufig finden. Dass ich nicht ernsthaft von einer lebensbedrohlichen Krankheit betroffen war, erscheint mir heute beinahe wie ein Wunder.

4. Kapitel:

Fünf
sofort umsetzbare Tipps

Es ist an der Zeit umzuschalten und zu lernen, wie wir unseren negativen Gedanken aus eigener Kraft ein Ende setzen können. Dazu gibt es fünf einfache Schritte, die du jetzt gleich ausprobieren und für die Zukunft als Soforthilfe nutzen kannst. Immer, wenn du dich dabei ertappst, dass sich dein negatives Gedankenkarussell dreht, suche dir einen der Schritte aus und setze ihn direkt um. Du wirst sehen, welch positive Wirkung das auf deine Stimmung und dein Denken hat. Anfangs wird es dir vielleicht ein wenig künstlich vorkommen. Doch mit der Zeit verinnerlichst du diese Punkte und kannst sie in jeder Situation abrufen.

1. Jammere nicht so viel!

Du beklagst dich über die Ungerechtigkeit in der Welt und jede Kleinigkeit, die sich dir in den Weg stellt? Frag dich einmal, bringt dich dieses Jammern weiter? Tut es nicht, stimmt's? Lässt sich ein Problem aus der Welt schaffen, indem du darüber meckerst, jammerst oder diskutierst? Wohl eher nicht. Also versuche beim nächsten Jammeranfall, dir dein Verhalten bewusst zu machen und mit dem Wehklagen aufzuhören.

Lass dich vor allem nicht anstecken von der ausgeprägten Mecker-Mentalität in unserem Land. Auch wenn Jammern „in" zu sein scheint, es hilft niemandem und zieht dich nur runter. Also stoppe es, wo immer du kannst und gib auch anderen nicht die Gelegenheit, dich mit ihrem Gejammer zu nerven.

Gibt es in deinem Umfeld jemanden, der ständig nörgelt und jammert? Sag ihm ruhig freundlich, aber bestimmt, dass du dir die klagenden Äußerungen von ihm nicht mehr anhören möchtest. Vielleicht ist ihm ja gar nicht so genau bewusst, was er von sich gibt und er ist dir dankbar für den Impuls.

Im Job kann Jammern sogar gefährlich sein. Niemand möchte einen Kollegen haben, der sich immerzu beschwert und sich über die Zustände und die Arbeit beklagt. Hier solltest du ganz besonderen Wert darauf legen, Kritik, falls sie denn wirklich notwendig ist, sachlich, konstruktiv und ohne Drama anzubringen.

Theatralische Szenen in der Ehe oder in anderen zwischenmenschlichen Beziehungen haben keinerlei positiven Nutzen. Im Gegenteil, auf Dauer zerstört das Gejammer und Genörgel jede noch so harmonisch begonnene Beziehung.

Wenn du mal den Bauch außen vor lässt und eine Situation nur mit dem Kopf betrachtest, wirst du feststellen, dass es eigentlich gar keinen Grund gibt zu jammern.

Falls ein Ereignis doch einmal so traurig oder schwerwiegend ist, dass du dich deinem Kummer hingibst und wehklagst, dann darf dies nicht zur Endlosschleife werden. Lass raus, was dich bedrückt, dann beende das Jammern und schau nach vorn.

2. Wertschätzung

Wie gehst du mit deiner besten Freundin oder deinem besten Freund um? Hätte sie oder er dieselben Fähigkeiten, Stärken und Schwächen wie du selbst, würdest du ihn dann auf die gleiche Weise kritisieren, wie du es mit dir tust? Sicher nicht. Die Wertschätzung, die wir unseren Lieben entgegenbringen, lassen wir bei uns selber oft schmerzlich vermissen.

Dabei ist es für gute Gedanken und Gefühle von enormer Wichtigkeit, sich die eigenen Stärken bewusst zu machen und sich genau darauf zu konzentrieren.

Was passiert, wenn dir etwas absolut daneben geht oder du jemanden verletzt hast? Du hängst in einer Dauerschleife aus Selbstmitleid und harscher Kritik über deine Unfähigkeit. Würde ein Freund denselben Fehler machen, sind wir hingegen meist schnell bereit, ihm zu verzeihen.

Tu das ab sofort auch für dich. Bevor du dich beim nächsten Mal wieder verbal zerfleischst, wenn dir etwas misslungen ist, frage dich lieber: Was sind deine Schokoladenseiten? Was kannst du besonders gut und wie möchtest du von anderen gesehen werden? Genau das gilt es herauszufinden und zum Fokus deiner Gedanken und Taten zu machen.

Nicht deine Schwächen sind das Problem, denn niemand ist perfekt. Zerbrich dir nicht den Kopf darüber, wie du deine Schwachstellen bekämpfen kannst. Beschäftige dich stattdessen mit deinen Stärken, mit dem, was andere an dir schätzen. Dann steigern sich automatisch dein Selbstwertgefühl und deine Selbstachtung.

Du siehst deine Leistungen stets als selbstverständlich an? Nun gut, du musst natürlich keine Lobeshymne anstimmen, weil du es geschafft hast, morgens aufzustehen und zur Arbeit zu gehen. Aber wenn du Kind und Haushalt unter einen Hut bekommst, nett zu den Kollegen bist und deinem Partner am Abend auch noch ein Lächeln schenkst, dann solltest du dich selbst achten und dafür schätzen, dass du dein Leben bis hierher doch ganz gut gemeistert hast.

Wir leben in einer Überflussgesellschaft und nehmen alles um uns herum als gegeben und normal hin. Das ist es nicht. Weder wir selbst noch die Annehmlichkeiten, die uns das Leben bietet, sind Schicksal. Dass wir eine glückliche Beziehung führen und gesunde Kinder haben, sollten wir nicht als selbstverständlich betrachten. Wir haben unseren Anteil dazu beigetragen, dass die Welt ist, wie sie ist. Darauf dürfen wir zu Recht stolz sein.

3. Dankbarkeit

Wusstest du, dass Deutschland eines der reichsten Länder der Erde ist? Wir leben in einem Paradies von Sicherheiten, Förderungen und Zuwendungen. Auch das ist nicht selbstverständlich. Wir müssen nur über den Tellerrand schauen und uns bewusst machen, dass kaum ein anderes Land seinen Bewohnern eine so große Chance bietet, in Frieden, Harmonie und Glück leben zu können. Das allein ist schon eine tiefe Dankbarkeit wert, die wir uns jeden einzelnen Tag bewusst machen sollten.

Mach es dir zur Gewohnheit, dankbar für alles zu sein, was um dich herum geschieht. Der Sonnenaufgang am Morgen, deine Freiheit, deine Familie, der sichere Arbeitsplatz, deine Gesundheit, das Zwitschern der Vögel, das vielfältige Nahrungsangebot: Dir fallen bestimmt noch tausend andere Dinge ein, für die es sich lohnt, Danke zu sagen.

Eine wunderbare Möglichkeit, dir ein Füllhorn an guten Gedanken zuzulegen, ist ein Dankbarkeitstagebuch.

Wann immer du trüben Gedanken nachhängst, kannst du darin blättern und deine Stimmung in kürzester Zeit aufhellen. Kauf dir ein schönes Notizbuch, in das du alles notierst, wofür du dankbar bist.

Du schreibst nicht gern? Versuch es einfach mal. Die positive, ja sogar heilende Wirkung wird nicht lange auf sich warten lassen. Zum einen macht Schreiben den Kopf frei und zum anderen richtest du deinen Fokus währenddessen auf schöne Erlebnisse. Solange du an Gutes denkst und dankbar bist, kannst du nicht ins Grübeln verfallen und lässt somit Stück für Stück deine negativen Gedanken los.

Am sinnvollsten ist es, jeden Tag in dein Büchlein zu schreiben. Ein paar Minuten zu investieren, um den Tag auf dankbare Weise Revue passieren zu lassen ist besser, als sich einmal im Monat für mehrere Stunden damit zu befassen. Durch die ständige Wiederholung der Dankbarkeit geht sie dir nach und nach in Fleisch und Blut über und wird zu einem Bestandteil deines Wesens.

Ziel ist es, jeden Tag mindestens drei Dinge aufzuschreiben, die gut gelaufen sind und für die du Dankbarkeit empfindest. Nichts von dem, was du erlebt und wahrgenommen hast, ist zu klein oder zu unbedeutend, um in deinem Buch aufgeführt zu werden. Gerade diese Kleinigkeiten bewirken den Unterschied.

Sollte dir an einem Tag tatsächlich mal nichts einfallen, zu dem du Danke sagen kannst, dann lies dir die vorhergehenden Seiten in deinem Tagebuch durch. Das schafft positive Gedanken und Gefühle und hilft dir ganz sicher dabei, auch für Ereignisse am heutigen Tag Dankbarkeit zu empfinden.

4. Schau nicht zu viele Nachrichten!

Nach dem Aufstehen stellst du als Erstes das Radio an und hörst Nachrichten. Sofort stürzen die Katastrophen, Morde und Hiobsbotschaften aus aller Welt auf dich ein. Wie sollst du mit einem solchen Start deinen Tag positiv beginnen? Ist dir schon einmal aufgefallen, dass fast nur schlechte Nachrichten verbreitet werden? Scheinbar gibt es wenig Erfreuliches aus der Welt zu berichten. Hast du jemals von der Kirschblütenzeit im Frühjahr oder von einer guten Ernte im Herbst aus den Nachrichten erfahren? Wohl kaum.

Warum holen wir uns also jeden Morgen und oft sogar mehrfach am Tag die Negativdusche fürs Gehirn ab? Die Meldungen der Presse spielen für deinen Alltag keine Rolle. Die Weltpolitik findet ohne dein Gehör statt und du rettest nicht einen einzigen Menschen vor dem Hungertod, indem du dir die Nachrichten über Not und Elend anhörst bzw. anschaust.

Konzentriere dich lieber auf dich selbst. Übernimm die Verantwortung für dein eigenes Leben und gestalte es so, wie du es haben möchtest. Um positive Energien durch deinen Kopf und deine Seele fließen zu lassen, entscheide dich doch einmal ganz bewusst für eine Nachrichtendiät. Du wirst sehen, die Welt dreht sich auch ohne dich weiter. Du musst nicht zu jeder Zeit alles wissen und vollumfänglich informiert sein.

Bestell deine Zeitungen ab. Es reicht, wenn du hin und wieder die Schlagzeilen der Zeitungen am Kiosk oder im Zeitschriftenständer des Supermarktes anschaust. Dann weißt du grob über die wesentlichen Geschehnisse Bescheid und musst dir dazu nicht extra eine Zeitung kaufen.

Es geht nicht darum, die Augen zu verschließen und die Probleme der Welt zu leugnen. Natürlich gibt es schlimme Vorkommnisse und Anteilnahme ist eine der edelsten Eigenschaften, die einen Menschen ausmacht. Doch die kannst du am effektivsten als Erstes deinen Mitmenschen entgegenbringen. Zudem ist es doch so: Sollte tatsächlich etwas von bedeutender Tragweite in der Welt passieren, bekommst du das auf jeden Fall durch dein Umfeld mit. Dann bist du immer noch in der Lage zu entscheiden, wie du auf diese Nachricht reagieren möchtest.

Ohne die negative Dauerberieselung durch die Medien hast du mehr Zeit für schöne Dinge und deine Gemütslage verbessert sich deutlich. Das gilt nicht nur für Radio, Fernsehen und Tageszeitungen, sondern ebenso für alle Social Media Portale, sei es nun Facebook, Twitter oder Instagram etc.

5. Bewegung an der frischen Luft

Die Natur besitzt wundervolle Heilkräfte, die wir uns zu jeder Zeit kostenlos zunutze machen können. Am frühen Morgen auf einer Waldlichtung zu stehen und das Glitzern der Tautropfen zu beobachten, wenn das Sonnenlicht darauf fällt, erzeugt in den meisten Menschen ein tiefes Gefühl wohliger Wärme und Behaglichkeit. Du brauchst dazu weder eine spezielle Ausrüstung noch einen Trainer. Ja du brauchst noch nicht einmal zwingend jemanden, der mit dir mitgeht. Mach dich auf den Weg und genieße die frische Luft. Ob du dabei spazieren gehst oder Nordic Walking praktizierst, spielt nur eine untergeordnete Rolle.

Such dir eine Tätigkeit aus, die dir Spaß macht.

Vielleicht fährst du ja gern Rad oder Inline Skates. Im Sommer ist auch Schwimmen eine gute Gelegenheit, Sonne und Energie zu tanken. Darum geht es nämlich wirklich bei der Bewegung an frischer Luft.

Das Sonnenlicht spendet dir nicht nur Helligkeit, sondern verpasst deinem Immunsystem auch noch eine Energie- und Vitamin-D-Dusche. Dieses Vitamin kann unser Körper nicht selbst produzieren und wir müssen es von außen zuführen. Das schaffst du ganz einfach, wenn du bei Tageslicht hinausgehst. Creme dich bitte nicht sofort ein, sondern lass die Sonnenstrahlen ein paar Minuten lang deine pure Haut streicheln. Dann hast du genug Vitamin D aufgenommen, zudem baut es Stresshormone ab und wirkt ganz nebenbei auch noch stimmungsaufhellend.

Die moderate Bewegung an frischer Luft füllt deine Lungen mit Sauerstoff und zusammen mit dem Bade im Licht erzeugst du so ein gutes Körpergefühl. Das wiederum fördert dauerhaft das allgemeine seelische und körperliche Wohlbefinden.

Wie du siehst, kannst du mit wenigen Mitteln schnell und einfach negative Gedanken durch positive Gefühle ersetzen. Wendest du diese fünf Schritte konsequent an, wird sich dein Leben schon ganz bald wieder hell und zuversichtlich anfühlen. Dazu bedarf es keiner Wunder, aber gern den Blick auf das Wunderbare in dieser Welt, das uns täglich begegnet.

5. Kapitel:

Wie du langfristig
Schritt für Schritt
positiver wirst und bleibst

In diesem Kapitel gebe ich dir zehn einfache Strategien an die Hand, mit denen du dein Ziel vom Pessimisten zum Optimisten fast mühelos erreichst, wenn du am Ball bleibst. Du wirst spüren, wie du mehr und mehr das positive Denken verinnerlichst. Bald ist es dir in Fleisch und Blut übergegangen und du brauchst keine Willenskraft mehr, um das Gute im Leben anzuziehen, zu sehen und zu genießen. Du kannst jede Strategie natürlich für sich genommen anwenden. Die größten und schnellsten Fortschritte wirst du jedoch erzielen, wenn du die hier angegebene Reihenfolge Schritt für Schritt durcharbeitest.

1. Mach eine Bestandsaufnahme deiner aktuellen Situation

Schau dir dein momentanes Leben einmal genau an. Am besten nimmst du dir dazu einen Zettel oder ein Notizbuch und teilst das Blatt in zwei Spalten. Auf die linke Seite schreibst du, was nicht so gut läuft und wo es deiner Meinung nach Verbesserungspotenzial gibt. In die rechte Spalte notierst du dir alles, worüber du dich jetzt schon freuen kannst, was schön ist und dein Leben bereichert.

Linke Spalte Negatives:

Frage dich: Was löst in dir Traurigkeit oder sogar Wut aus? Gerätst du immer wieder in Situationen, die dich schlagartig traurig, ja vielleicht sogar richtig ärgerlich machen? Welche sind es?

Bei mir war es die Erinnerung an verlorene Kontakte. Menschen, mit denen ich einmal befreundet war, tauchten immer wieder vor meinem geistigen Auge auf. Ich wusste, dass ich diese Menschen loslassen und dankbar dafür sein sollte, dass es sie in meinem Leben gab. Stattdessen grübelte ich permanent über den Auslöser für das Ende der Freundschaft nach

und fragte mich, was ich hätte anders machen
können. Darüber wurde ich tieftraurig, weinte
nicht selten und manchmal spürte ich regelrech-
te Wut in mir hochsteigen.

Was macht dich sauer oder was bedrückt dich?
Es gibt Menschen, die dir, egal wo sie auftau-
chen, den letzten Nerv rauben? Ihr Verhalten
macht dich sauer und du glaubst, machtlos dagegen zu sein. Vielleicht sind es auch bestimmte
Lebensumstände, die dir auf der Seele lasten
und dich bedrücken. Schreib sie auf. Indem du
deine Gefühle zu Papier bringst, wirst du dir ihrer bewusst und kannst sie umwandeln. Das gibt
dir die Chance, Situationen neu zu bewerten
und mit schwierigen Menschen einen anderen
Umgang zu finden.

Wie reagierst du im Normalfall auf negative Gedanken? Überprüfe einmal deine Reaktion,
wenn sich das negative Gedankenkarussell an-
fängt zu drehen. Reagierst du stets gleich? Oder
gibt es Unterschiede, möglicherweise je nach
Auslöser?

Wir Menschen sind Gewohnheitstiere. Norma-
lerweise erzeugen gleiche Erfahrungen auch immer dieselbe Reaktion, da unser Unterbewusstsein blitzschnell die Situation mit früher Erleb-

tem vergleicht. Eigentlich eine gute Sache unserer inneren Stimme, nur sendet sie leider die falschen Signale aus.

Was ist der Grund für diese negative Reaktion? Viele verschiedene Gründe hast du bereits im 2. Kapitel erfahren. Es ist jedoch von enormem Vorteil, wenn du weiter in dein Reaktionsmuster vordringst und schaust, welchen Zweck dein Denken, Reagieren und Handeln erfüllt. Vielleicht liegt dem Ganzen ja eine viel tiefer greifende Angst zugrunde. Diese ausfindig zu machen, kann dir helfen, deine Reaktion besser einzuschätzen und neu zu bewerten.

Was bewirken diese negativen Gedanken bei dir? Wie fühlst du dich, wenn du so denkst und agierst, wie du es tust? Bei der Bestandsaufnahme ist es sehr wichtig, dass du ehrlich zu dir bist. Es geht nicht darum, dich schlecht zu machen. Du musst auch keine Schuldgefühle haben für das, was du denkst und fühlst. Es geht einzig um die Beschreibung des Istzustandes.

Wenn du ganz offen und wertfrei mit dieser Frage umgehst, wirst du vermutlich erkennen, dass dich dein negatives Denken Stück für Stück weiter nach unten gezogen hat. Indem du dir deine Gedanken- und Reaktionsmuster bewusst machst, was bereits der entscheidende Schritt ist, kannst du sie auch zum positiven verändern.

Rechte Spalte Positives:

Zum Glück gibt es nicht nur die negativen Gedanken in deinem Leben. Durchleuchte nun die positiven Momente und frage dich: Was macht dich glücklich, zufrieden, heiter und froh?

Trotz aller Traurigkeit und Hoffnungslosigkeit konnte ich mich immer wieder an kleinen Ereignissen erfreuen. Manchmal war es ein spielendes Kind auf der Straße, dann wieder der Tanz der Schmetterlinge in meinem Garten. Vor allem die Erlebnisse mit meinem Kind machten mich grundsätzlich vergnügt und ließen mich für kurze Zeit die Welt in strahlendem Licht sehen. Positive Momente gab es genug in meinem Leben, leider nutzte ich sie erst recht spät, um damit die Negativseite aufzuwiegen.

Wie reagierst du im Normalfall auf positive Gedanken? Negativ wie positiv sind unsere Reaktionen auf die Gedanken meist gleich oder ähneln sich zumindest.

Bei mir lösen gute Erlebnisse und die Erinnerung daran stets ein aufsteigendes Wärme- und Freudegefühl aus. Mir steigen Tränen in die Augen und ich bin beinahe überwältigt von mitunter banalen Dingen.

Warum reagierst du so, wie du es tust? Vergleiche einmal, ob dein heutiges Reagieren auf Situationen und Gedanken anders ist als in deiner Kindheit. Oftmals haben wir einfach verlernt, unseren Gefühlen wirklich Ausdruck zu verleihen. Wir reagieren als Erwachsene meist stark abgeflacht auf das Gute. Das Negative malen wir uns dafür in den grauesten und schwärzesten Farben aus. Kein Wunder also, dass die negativen Dinge scheinbar so deutlich überwiegen.

Welche Gedanken machen dich immer wieder glücklich und fröhlich, egal wie mies es dir geht?

Für mich gibt es ein Lied von Simon & Garfunkel, mit dem ich eine wunderschöne Erinnerung verbinde. Wann immer ich dieses Lied höre, laufen die dazugehörigen Bilder der Vergangenheit vor meinem inneren Auge ab. Wärme durchströmt mich und die Gedanken hellen sich auf, auch wenn ich mich eben noch traurig, einsam oder sogar verzweifelt fühlte.

Was ist der Auslöser für die positive Reaktion? Sobald ich an meinen Sohn denke und was ich alles mit ihm erlebt habe, durchströmt mich eine Welle der Liebe und des Glücks. Was ist es bei dir? Was verbindest du mit deinen positiven Gedanken? Ist es ein Gegenstand, der für dich eine tiefere Bedeutung hat? Möglicherweise hast du etwas geschenkt bekommen, worüber du dich besonders gefreut hast? Lösen eventuell eine bestimmte Landschaft, eine geliebte Person oder ein Erinnerungsstück aus deiner Kindheit positive Gedanken und Gefühle in dir aus?

Zum Schluss fragst du dich dann: Was unterscheidet deine positiven von den negativen Gedanken? Ruf dir abwechselnd einen negativen und einen positiven Gedanken ins Gedächtnis. Lass dir jeweils eine halbe oder besser noch eine ganze Minute Zeit und spüre in dich hinein. Wie fühlt es sich an? Es gibt einen deutlichen Unterschied, nicht wahr? Siehst du ihn eventuell in verschiedenen Farben oder Temperaturen? Schreib es als Zusammenfassung unter deine beiden Spalten.

2.   Es ist, wie es ist!

Du hast nun deine bestehende Situation gründlich unter die Lupe genommen. Im nächsten Schritt geht es darum, den momentanen Zustand mit all seinen Facetten anzunehmen und zu akzeptieren. Das tust du am besten vollkommen wertungsfrei.

Akzeptanz ist die wichtigste Grundlage, damit sich etwas ändern kann!

Alles, was du dir im vorhergehenden Kapitel notiert hast, gehört zu deinem Leben. Es ist Teil deines jetzigen Seins. Nicht mehr, aber auch nicht weniger. Dies zu akzeptieren und somit die Verantwortung für dein Leben ganz und gar bei dir zu sehen, gibt dir die Kraft, neue Perspektiven zu entwickeln. Verantwortung heißt nicht Schuld. Verwechsle das bitte nicht.

In dem Moment, wo du akzeptierst, wie deine Situation gerade ist, wie die Dinge in deinem Leben laufen, bist du mit aller Aufmerksamkeit bei dir und im jetzigen Augenblick. Natürlich weißt du, dass du einige Schieflagen in die Hand nehmen und geradebiegen kannst. Du weißt aber ebenso, dass nicht alles in deiner Macht liegt und du manches Ereignis auch mit bestem Wil-

len und Engagement nicht rückgängig machen
oder verändern kannst. Es geht überhaupt nicht
darum, wegzuschauen und alles hinzunehmen.
Annehmen und Hinnehmen sind zwei völlig un-
terschiedliche Aktionen und Betrachtungswei-
sen.

Hast du deine Situation voll und ganz akzep-
tiert, dann frage dich: Was kann ich aus der Vergangenheit lernen? Was habe ich bisher gut gemacht und welchen Fehler möchte ich nicht
noch einmal wiederholen? Hier ist dein Ansatz-
punkt für Veränderungen.

Ein Fehler ist nicht nur eine falsche Entscheidung, die du irgendwann einmal getroffen hast.
Er ist auch eine großartige Chance zu lernen.

Edison antwortete auf die Frage, warum er so
oft gescheitert war, bevor er die Glühbirne erfand: „Wie kommen Sie darauf, dass ich gescheitert bin? Ich habe lediglich unzählige Wege
gefunden, die mich nicht zu meinem Ziel führen.“

Nun, die Geschichte verrät uns, dass Edison
letztlich doch sehr erfolgreich mit seiner Erfin-
dung war. Er hat jeden einzelnen seiner Fehler
analysiert, ihn um Nuancen korrigiert und seine

Beharrlichkeit führte schließlich unweigerlich zum Erfolg.

Was also sollte es bringen, über das Vergangene zu lamentieren? Nichts, denn es kostet dich nur unnötige Energie, wenn du mit deinem bisherigen Leben haderst. Ändern kannst du die Vergangenheit auf diese Weise ohnehin nicht mehr.

Darum nimm an, was ist, schau dir die Fehler an, die geschehen sind und versöhne dich mit deiner Vergangenheit und mit deinem momentanen Leben. Wenn du an diesem Punkt angelangt bist, wartet der nächste Schritt auf dich, das Loslassen.

Wie wohltuend es sein kann, deine Vergangenheit loszulassen, spürst du am besten mit der folgenden Übung.

Lege oder setze dich an einem ruhigen Ort hin und schließe die Augen. Stell dir nun deine Vergangenheit als Luftballon vor, der in deinen geöffneten Armen liegt. Jede erlebte Episode ist ein tiefer Atemzug, der in den Ballon fließt. Dadurch wird er größer und strebt nach oben. Er zerrt an dir und du wiegst dich mit ihm hin und her, wie der Wind euch treibt. Es ist anstrengend. Irgendwann kannst du ihn kaum noch halten und befürchtest beinahe, dass du vom Boden abhebst und mit dem Ballon in die Lüfte fliegst. In diesem Moment lässt du los. Du legst schützend eine Hand über deine Augen und schaust dem Luftballon mit deinem Lebensballast nach. Entgegen deiner Erwartung sinkst du nicht auf den Boden zurück, sondern scheinst nun frei und leicht wie eine Feder zu schweben. Du genießt das schwerelose Gefühl und atmest bis tief in den Brustkorb und den Bauch hinein. Verharre noch einen Augenblick und komme dann langsam wieder ins Jetzt zurück. Öffne die Augen und lächle. Genauso wirst du dich fühlen, wenn du deine Vergangenheit loslässt.

Du weißt, was in deinem Leben geschehen ist. Du musst weder etwas leugnen noch verdrängen. Ja, es gab schmerzhafte Zeiten und Begegnungen. Nicht alles lief glatt und für manche Begebenheit schämst du dich vielleicht sogar heute noch.

Es ist an der Zeit, sich von all diesen Ereignissen zu verabschieden. Verabschiede dich auch von Menschen, die dir wehgetan haben oder denen du wehgetan hast und bei denen du es nicht mehr gut machen kannst. Sie dürfen nicht länger dein jetziges Leben beeinflussen oder sogar bestimmen.

Nimm an, was ist und lass los, was war. Denn heute ist der erste Tag vom Rest deines positiven Lebens.

Gibt es etwas, von dem du sicher bist, dass du es sofort ändern kannst? Einen Freund anrufen und sich bei ihm entschuldigen? Mach es, und zwar jetzt! Nimm den Hörer in die Hand und wähle die Nummer. Willst du das nicht tun, dann lass den Menschen los.

Packe die Dinge, die du in dein künftiges Leben mitnimmst oder zwingend mitnehmen musst und die dir in der Vergangenheit misslungen sind, ohne Aufschub an. Ändere den Blickwinkel, deine Handlung oder deinen Glaubenssatz nicht morgen oder übermorgen, sondern jetzt gleich und agiere danach.

Nach dem Loslassen beginnt das Leben im HIER und HEUTE!

Du hast nur den jeweiligen Augenblick, den du ganz aktiv gestalten und bestimmen kannst. Ist er vorbei, trauere ihm nicht nach. Schau auch nicht auf nächste Woche oder nächstes Jahr. Diese Zeit kommt von allein, dein Leben findet jetzt statt und nicht in der Zukunft.

Schließlich helfen dir auch autogenes Training oder Meditation dabei, die Situation anzunehmen und dein Leben im Jetzt zu gestalten. Auch die Wirkung des Betens solltest du nicht unterschätzen. Was immer dir hilft, nutze es!

Wovon hast du dein Leben lang geträumt? Gibt es einen Wunsch, der tief in deinem Herzen brennt und den du dir bis jetzt versagt hast? Wie lange willst du noch warten, bis du dir deinen Herzenswunsch endlich erfüllst? Bis zur Rente? Dann kann es zu spät sein. Träume und Wünsche sind dazu da, sie zu leben und zu erfüllen. Nicht in zwanzig Jahren, sondern genau jetzt.

Ist der Wunsch zu groß oder erfordert er viel Vorbereitung, bis du ihn dir erfüllen kannst, dann mach jetzt den ersten Schritt. Danach den nächsten und dann noch einen. Und zwar so lange, bis du am Ziel deines Traumes oder Wunsches angelangt bist. Stoppe nicht vorher und gib auch nicht auf. Die Verwirklichung deiner Träume ist die Verwirklichung deines Lebens.

3. Das Leben ist schön!

Die friedvolle Wohnumgebung, freundliche Menschen, eine erfüllende Arbeit, die Familie – das Leben kann herrlich sein. Eine positive Einstellung zum Leben verbessert dessen Qualität deutlich.

Alles ist gut: Sei davon überzeugt, dass das Leben schön ist. Nimm die angenehmen Kleinigkeiten wahr, die dir jeden Tag auf deinem Weg begegnen. Sei gewiss, es ist immer für dich gesorgt.

Sollte mal etwas nicht so gut laufen: Na und? Das ist kein Grund, in Selbstmitleid zu versinken oder den Teufel an die Wand zu malen. Lass den Schmerz des Augenblicks zu, ohne ihm größere Bedeutung beizumessen und vor allem mit der Gewissheit, dass es danach wieder gut oder sogar noch besser wird.

Das Leben meint es immer gut mit dir. Es wurde dir geschenkt, um es mit positiven Ereignissen zu füllen. Betrachte es daher auch als ein großes Geschenk und lebe danach.

Sorgen sind sinnlos: Sich über Dinge Gedanken oder Sorgen zu machen, die noch gar nicht eingetreten sind und vielleicht auch niemals eintreten werden, ist sinnlos. Es verbraucht nur unnötige Energie, die du anderweitig viel effektiver einsetzen kannst.

Wir übernehmen zwar erst einmal die Denkmuster unserer Eltern, wie zum Beispiel „Das Leben ist kein Ponyhof". Das heißt aber noch lange nicht, dass deren Denken richtig war und wir es ebenso handhaben müssen.

Wozu sollst du dir das Leben mit Sorgen schwer machen? Es führt zu nichts. Ist tatsächlich ein Problem eingetreten, betrachte die Lage ruhig und gelassen. Dann frage dich, welche Lösung die beste ist und was du dazu unternehmen kannst bzw. musst. Handeln ist wesentlich effizienter als Grübeln.

Wenn sich manche Situationen auch nicht schönreden lassen, so gibt es doch immer einen Ausweg. Nichts ist so gravierend und unabänderlich, dass sich dafür nicht eine vernünftige Lösung oder eine Alternative finden lässt. Mit dieser Überzeugung werden Sorgen gänzlich überflüssig.

4. Lachen ist pure Energie

Weißt du, was dein Energielevel sofort auf eine höhere Stufe hebt? Lachen! Probiere es aus. Egal, wie stressig es gerade ist oder wie traurig du eben noch warst, lächle. Ziehe die Lippen breit und versuche dein schönstes Lachen.

Das kommt dir künstlich vor? Mag sein, aber deinem Gehirn bzw. Unterbewusstsein ist das vollkommen gleich. Es kann nicht unterscheiden zwischen natürlichem und künstlichem Lachen. Für unser Unterbewusstsein wirkt sich beides positiv auf unser Befinden aus, da hierbei Glückshormone, die sogenannten Endorphine, freigesetzt werden.

Zudem minimieren sich beim Lachen sofort die Stresshormone im Körper. Das bedeutet, es wird weniger Adrenalin ausgeschüttet und du fühlst dich entspannter und zufriedener. Dies wiederum hilft dir dabei, die Dinge um dich herum nicht ganz so schwarz zu sehen.

Stell dich vor einen Spiegel und lache dich selbst an. Klar, auch das mag dir am Anfang etwas lächerlich vorkommen. Macht nichts, dann schmunzle einfach über die ulkige und für dich noch ungewohnte Situation. Von Mal zu Mal wird sich dein Selbstanlachen normaler anfühlen.

Suche dir lustige Filme aus und schaue sie dir an, wenn du das Lachen trainieren möchtest. Es sollten auf jeden Fall Filme sein, die Szenen enthalten, über die du wirklich lachen kannst. Übernimmst du eine Empfehlung nur von jemand anderem und der Film entspricht absolut nicht deinem Humor, ist das Ziel verfehlt. Übrigens helfen lustige Filme auch bei Liebeskummer.

Mit lustigen Büchern ist es dasselbe. Pippi Langstrumpf bringt dich zum Lachen, aber du traust dich nicht, es zu lesen, weil du ja bereits erwachsen bist? Leg diesen Gedanken schnell beiseite, krame das alte Kinderbuch hervor, welches dir schon unzählige vergnügliche Stunden bereitet hat und schmökere los. Um glücklich zu sein und herzhaft zu lachen, ist man nie zu alt oder zu erwachsen.

5. Sorge für eine positive Umgebung

Die Umgebung formt den Menschen. Damit sind nicht nur die Menschen gemeint, mit denen wir uns umgeben, sondern zu unserer Umgebung gehören auch unsere Wohnung und die Kleidung.

Was strahlt deine Umgebung aus? Bist du damit glücklich oder lässt dich das eher noch trauriger werden? Es lohnt sich, deine Umgebung ganz nach deinen eigenen Vorstellungen zu gestalten. Die positive Wirkung auf deine Gedanken und deine Empfindungen werden nicht lange auf sich warten lassen.

In deine Wohnung sollte nach Möglichkeit viel Licht von außen fallen. Wähle freundliche und helle Farben für deine Wände und kombiniere geschickt deine Möbel und Accessoires dazu. Es geht nicht um grellbunte oder kitschige Details, sondern um einen harmonischen Gesamteindruck, der eine positive Wirkung auf dich ausübt.

Dasselbe gilt für deine Kleidung. Solltest du nicht gerade der angesagte stylish-hippe Typ sein, ist es dennoch von Bedeutung, klassische Farben mit Akzenten und Hinguckern aufzupeppen. Mausgrau und Einheitsschwarz machen jedenfalls niemanden auf Dauer glücklich.

Such dir Farben, die zu dir passen und in denen du dich wohlfühlst. Genau das strahlst du dann nämlich nach außen aus und dies fällt wiederum auf dein Selbstwertgefühl zurück. Kleider machen eben doch Leute.

Nimm dir dein Adressbuch zur Hand und gehe die Namen darin durch. Wer von deinen Freunden oder Bekannten zieht dich regelmäßig mit seinem Gejammer oder Geschimpfe runter? Trenne dich von diesen Miesepetern und suche dir stattdessen zufriedene und glückliche Menschen. Diese helfen dir dabei, selber positiv zu sein und die Welt mit liebevollen Augen zu sehen.

6. Raus aus der Opferrolle

Nichts, was du erlebt hast oder denkst, macht dich zu einem Opfer. Niemand kann dir das Gefühl geben, weniger wert zu sein als andere oder immer wieder zu versagen. Nur du allein bist dafür verantwortlich, wie du darauf reagierst, was dir im Leben widerfährt. Übernimmst du ab sofort die komplette Verantwortung für dein Leben, so hast du auch die vollständige Kontrolle darüber.

Wann begibst du dich in die Opferrolle? Wer oder was sind die Auslöser, in denen du dich klein und unterlegen fühlst? Gibt es bestimmte Muster, auf welche Weise und warum du dich in die Rolle des Opfers drängen lässt?

Hast du diese Mechanismen identifiziert, heißt das nicht, dass du es dir in der Opferrolle bequem machen sollst. Du musst eine Veränderung wirklich wollen, das ist der erste und wichtigste Schritt nach dem Entlarven deines Verhaltens.

Sieh nicht ständig und bei allem nur den Mangel. Wenn du dich stets auf das konzentrierst, was dir fehlt, spielst du das Opfer. Die Verantwortung zu übernehmen heißt hingegen, selber aktiv zu werden. Lege den Fokus darauf, was du willst, was dir wichtig ist und entscheide, wie du mit der jeweiligen Situation umgehen möchtest.

Niemand außer dir selbst kann deine Gefühle manipulieren. Du allein bestimmst, wie es dir geht.

Sollte anderen deine Reaktion nicht gefallen, ist das deren Problem und nicht deins. Du lässt dich nicht mehr von außen beeinflussen. Mache dir stets bewusst, dass du das Recht hast, Nein zu sagen.

Bist du mit einer Situation unzufrieden, sprich es an und lass nicht alles einfach nur mit dir geschehen. Übernimm die Selbstverantwortung für deine Entscheidungen, deine Gedanken und Gefühle. Das katapultiert dich aus der Opferrolle heraus und mitten hinein in ein selbstbestimmtes Leben.

7. Vergleiche dich nicht mit anderen

Es wird immer und in jeder Kategorie jemanden geben, der besser, hübscher, klüger oder erfolgreicher ist als du. Das Schlimmste, was du deinem Selbstwertgefühl antun kannst, ist dich ständig mit anderen zu vergleichen.

Vermeide jeglichen Vergleich mit einem anderen Menschen, denn du bist einzigartig. Kein anderer kann das Leben so leben, wie du es tust.

Das Frustrierende an Vergleichen ist vor allem, dass wir uns nicht im Verhältnis zu schlechter gestellten Menschen beurteilen. Wir fokussieren uns stets auf die, die scheinbar uns gegenüber im Vorteil sind. Dabei können wir doch nur schlechter abschneiden und das macht uns unglücklich. Vergleiche sind daher keineswegs objektiv, sondern ein typischer Ausdruck negativen Denkens.

Wirst du dir aber deiner Einzigartigkeit bewusst, dann kannst du dich auch auf den eigenen Fortschritt konzentrieren. Wenn du dich das nächste Mal mit jemandem vergleichst, dann nur mit dir selbst. Das ist spannend genug und wird dich in deiner persönlichen Entwicklung in Sieben-Meilen-Stiefeln voranbringen.

8. Beginne und beende den Tag mit positiven Gedanken

Um dem Tag schon bei seinem Anbruch die richtige Richtung zu geben, helfen positive Affirmationen ganz ausgezeichnet. Wenn du mehrmals am Tag die folgenden Sätze wiederholst, wird dich das automatisch in eine positive Stimmung versetzen.

- Ich bin glücklich und erfolgreich

- Ich bin stark und schaffe das

- Ich bin souverän, gelassen und selbstbewusst

- Ich liebe mich und das Leben

- Ich mache aus jedem Tag einen glücklichen Tag

Bestimmt fallen dir noch weitere Affirmationen ein. Besser kannst du dich nicht motivieren.

Nimm dir nach dem Aufwachen kurz Zeit, um dir deinen Tag gedanklich vorzustellen. Was hast du heute vor und worauf freust du dich? Male dir aus, wie du deine Termine meisterst, deine Aufgaben erledigst und mit den Kollegen freundlich umgehst. Dann steh auf und tue all die Dinge, die getan werden müssen, mit einem Lächeln im Gesicht. Das wirkt wahre Wunder.

Abends, kurz vorm Schlafengehen lässt du den Tag noch einmal Revue passieren und rufst dir ins Gedächtnis, was alles gut gelaufen ist. Erinnerst du dich noch an das Dankbarkeitstagebuch, welches ich dir in einem vorangegangenen Kapitel vorgeschlagen habe? Dieses eignet sich hervorragend für Notizen auf die Frage: Worüber habe ich mich heute gefreut und was ist mir besonders gut gelungen?

Schreib es auf und spüre, wie es dich ruhig und zufrieden macht. Das ist die optimale Vorbereitung auf eine erholsame Nachtruhe und gesunden Schlaf.

9. Positive Erinnerungen

Jetzt, da du schon weit damit vorangeschritten bist, deine Gedanken auf die positiven Dinge des Lebens auszurichten, wollen wir noch einmal zurückgehen. Denn es ist nicht nur möglich, mit guten Gedanken die Gegenwart und Zukunft zu beeinflussen. Das funktioniert in gewisser Weise sogar mit der Vergangenheit.

Wie bitte? Die Vergangenheit soll sich nachträglich ändern lassen? Sie ist doch bereits Geschichte und somit unumstößlich. Oder etwa doch nicht? Für jedes Erlebnis gibt es mindestens zwei Perspektiven, aus denen man es betrachten kann. Eine davon hast du bereits angewandt, als du das Ereignis mit deinen Augen gesehen und mit deinen Emotionen wahrgenommen hast. Doch würde ein Außenstehender das auch so sehen? Gibt es vielleicht noch eine zweite Perspektive, aus der das Erlebte bewertet werden könnte?

Was für ein tieferer Sinn steckt hinter dem Ereignis und der Erfahrung? War dein Blick durch deine Emotionalität eventuell einseitig? Ließe sich das Ganze auch noch aus einem anderen Blickwinkel betrachten? Möglicherweise hat dir damals ja sogar ein Freund oder eine Freundin eine ganz andere Meinung dazu gesagt und du warst sauer darüber, dass er oder sie dich offensichtlich nicht verstand. Was denkst du, wie kam der andere Mensch zu dieser Meinung? Kannst du seine Sichtweise verstehen und somit vielleicht einen anderen Bezug zu deiner Erinnerung herstellen?

Wenn du auf diese Weise deine traurigen Erfahrungen noch einmal unter die Lupe nimmst, wirst du nach und nach eine Veränderung der negativen Gedankenkonstrukte wahrnehmen. Du wirst spüren, dass es nicht nur die eine, absolute Wahrheit gibt.

Mit diesem Wissen fällt es dir zunehmend leichter, deine Vergangenheit zu analysieren und daraus zu lernen. Sollte dir noch einmal eine ähnliche Situation widerfahren, kannst du diesmal anders als früher darauf reagieren und damit auch eine andere Wirkung erzielen.

Wendest du die Rückblende mit dem Perspektivwechsel regelmäßig an, verändert sich im Laufe der Zeit dein Fokus hin zu den positiven Dingen im Leben. Jedes negative Ereignis hat einen positiven Kern. Finde ihn und du lebst in der Harmonie, die du dir wünschst.

10. Klares Bild deines Erfolges

Der letzte Schritt ist deiner Zukunft gewidmet. Es geht darum, dir ein konkretes Bild darüber zu machen, was du in deinem Leben sein, haben und erreichen möchtest. Das Visualisieren deines künftigen Lebens wird dir einen enormen positiven Motivationsschub geben, genau diese Richtung einzuschlagen.

Wie sagt man doch? Wer sich mit den schönen Dingen beschäftigt, hat keine Zeit, traurig zu sein oder negative Gedanken zu denken.

Am besten suchst du dir einen Ort, an dem du etwa eine halbe Stunde ungestört bist. Das geht zwar auch im Auto, jedoch ist ein Platz, an dem du schreiben kannst, besser dafür geeignet. Atme ein paarmal tief durch und frage dich, wer und wie du in der Zukunft sein möchtest? Stell dir die Frage: Was möchte ich erreichen? Setze dir ein klares Ziel nach dem SMART - Prinzip. Dabei steht:

S – für spezifisch
M – für messbar
A – für attraktiv
R – für realistisch
T – für terminiert

Erschaffe dir ein inneres Bild deines Erfolges. Spezifisch bedeutet, dein Ziel so genau wie möglich zu definieren. Messbar heißt, es in Zahlen auszudrücken (zum Beispiel, welches Einkommen du in fünf Jahren erzielen willst oder wie viele Kilos du abnehmen möchtest).

Ist dein Ziel attraktiv für dich? Kribbelt es im Bauch, wenn du an dessen Verwirklichung denkst? Realistisch besagt lediglich, dein Vorhaben sollte weder zu klein noch zu groß sein. Das eine unterfordert und das andere überfordert dich. Schließlich musst du einen Zeitpunkt festlegen, wann du dein Ziel erreicht haben willst.

Nachdem du dir deine Zukunft in allen Punkten ausgemalt und notiert hast, begibst du dich gedanklich zu jenem Moment, wo genau diese Zukunft Realität geworden ist und beantworte dir die folgenden Fragen. Das tust du am besten auch wieder schriftlich, so hast du gleich eine motivierende Vorlage, wenn es mal nicht so glatt läuft.

- Wie fühlt es sich an?
- Was hörst du?
- Was spürst du?
- Was schmeckst du?
- Was siehst du?

Wenn du alles aufgeschrieben und dir deine Zukunft bis ins kleinste Detail ausgemalt und visualisiert hast, kommt der alles entscheidende Schritt. Du gehst los. Halte dich zumindest anfangs an das, was du notiert hast. Möglicherweise ergeben sich beim Gehen Änderungen. Das ist völlig legitim und sollte dich auf keinen Fall beunruhigen, sondern eher noch mehr anspornen.

Wichtig ist: Egal, wie langsam oder schnell du deinem Ziel und damit deinem Wunschleben entgegenkommst, freue dich stets über kleine Erfolge auf dem Weg dahin. Sie sind die wertvollsten Schlüssel überhaupt zu einem positiven Leben.

Fazit

Du hast in diesem Ratgeber viele wertvolle Tipps und Anregungen erhalten, um von einem Pessimisten zu einem Optimisten zu werden. Auch wenn in der Kindheit und Jugend das Denken negativ geprägt wurde, ist es nie zu spät, selbst etwas zum Positiven zu verändern. Nun bist du dran. Du hältst mit den einzelnen Schritten einen hochwirksamen Werkzeugkasten in den Händen, mit dem du jeder sich bietenden Situation gewachsen bist.

Zugegeben, dauerhaft von negativem auf positives Denken umzuschalten, erfordert etwas Geduld. Es gelingt nicht über Nacht oder durch eine einmalige Übung. Ausdauer und regelmäßige Anwendung der beschriebenen Aktionen führt dich jedoch unausweichlich früher oder später zum Erfolg.

Um eine neue Handlungs- oder Denkweise im Unterbewusstsein zu verankern, bedarf es der Wiederholung an mindestens 30 aufeinanderfolgenden Tagen. Je länger du die Übungen praktizierst, umso sicherer wirst du dich damit fühlen. Irgendwann kostet es dich keine gesonderte Aufmerksamkeit mehr, die Schritte zu absolvieren. Sie integrieren sich wie von selbst in deinen Tagesablauf. Übung macht den Meister und du möchtest der Schöpfer und Meister deines Lebens sein. Um nichts Geringeres geht es.

Teile deine großen Ziele in kleine, handliche Einheiten, die es umzusetzen gilt. Setze dir jeden Tag ein kleines Ziel und verfolge es, bis du es erreicht hast. Atme dann kurz durch und freue dich über den Erfolg.

Am nächsten Tag nimmst du dir ein weiteres kleines Ziel vor und arbeitest wiederum bis zum Erreichen daran. So bleibst du am Ball und kannst anhand deiner Fortschritte erkennen, wie weit du schon gekommen bist. Machst du zu lange Pausen zwischen zu groß gewählten Teilschritten oder lässt du zu viele Tage aus, wird dir der Umstieg in ein neues Denken schwerer fallen als bei kontinuierlichen, kleinen und somit erfüllbaren Zielen.

Vergiss nicht, stets die bereits erlangten Erfolge zu würdigen und dich darüber zu freuen. Das ist enorm wichtig als Ansporn und trainiert deine positive Denkweise. Diese nämlich eröffnet dir unzählige Möglichkeiten im Leben.

Vielleicht stellst du ja eines Tages fest, dass dir

ein anderer Job viel mehr Spaß machen würde. Oder du findest mit positiveren Gedanken Gefallen an einer neuen Sportart. Probiere es aus.

Das Leben ist zu schade, um es im immer gleichen Einerlei zu verbringen. Zudem treffen lächelnde, glückliche Menschen viel häufiger auf Gleichgesinnte. Sie nehmen die Welt facettenreicher und farbenfroher wahr und greifen nach den Sternen, während sie mit beiden Beinen fest auf dem Boden stehen.

Mit einem gesunden Optimismus lebt es sich glücklicher, zufriedener und entspannter. Als ich das Tal der Tränen verließ, schaffte ich mir mit winzigen Glücksmomenten, die ich wie Perlen auf einer Schnur aneinanderreihte, ein helleres und positiveres Leben, als ich je zu träumen gewagt hätte.

Die Schritte, die ich gegangen bin, habe ich dir in diesem Buch aufgeschrieben und so eine Anleitung ins Glück für dich geschaffen. Verfolgst du sie entweder nach der Reihenfolge oder nach deinem Belieben, kletterst du aus der Tiefe der Traurigkeit, die dich vielleicht noch vor kurzem umgab, zielstrebig Stufe für Stufe nach oben direkt ins Sonnenlicht deines Lebens.

Alle aufgezählten Aspekte führen schließlich dazu, dass sich deine Lebensqualität signifikant erhöht. Genau darum geht es beim positiven Denken und Fühlen.

Ich habe es geschafft und du kannst das auch. Ich wünsche dir allen erdenklichen Erfolg dabei.

Sobald auch du es geschafft hast, durch positives Denken dein Leben zu verändern, dann erzähle möglichst vielen von deinem Erfolg. Behalte dein Wissen und deine Erfahrungen nicht für dich. Hilfst du anderen Menschen damit, bekommst du auch wieder etwas zurück. Dann werden wir alle zusammen glücklicher miteinander leben.

Ich würde mich sehr über eine positive Rezension auf Amazon freuen, wenn dir dieses Buch geholfen hat. Mein Ziel ist es, so vielen Menschen wie möglich dabei zu helfen, ihre Endlosschleife negativer Denkmuster zu durchbrechen und in positive Gedanken zu verwandeln. Mit deinem Feedback können wir zusammen dieses Ziel erreichen.

Es ist ganz einfach:
Gehe jetzt auf www.amazon.de für deine wertvolle Rezension. Gebe in das Suchfeld den Titel

„Positives Denken" und meinen Namen (Emilia
Effenberg) ein. Klicke auf das Buch und dann
auf „Kundenrezension verfassen". Schreibe einfach in wenigen Sätzen, wie dir das Buch helfen
konnte oder was dir gefallen hat.

Vielen Dank schon mal vorab!

Ich wünsche dir viel Erfolg beim Erreichen
deiner Ziele und alles Gute.

Deine Emilia Effenberg

Wichtiger Hinweis

Der Inhalt dieses Buches wurde mit größter Sorgfalt geprüft und erstellt. Für die Korrektheit, Vollständigkeit, Qualität und Aktualität der Inhalte kann jedoch keine Garantie oder Gewähr übernommen werden. Der Inhalt dieses Buches spiegelt die persönliche Erfahrung und Meinung des Autors wider und dient nur dem Unterhaltungszweck. Der Inhalt sollte nicht mit medizinischer Beratung und Betreuung verwechselt werden. Es wird keine juristische Verantwortung oder Haftung für Schäden aller Art übernommen, die durch kontraproduktive Ausübung oder durch Fehler des Lesers entstehen. Es kann auch keine Garantie für Erfolg übernommen werden. Der Autor übernimmt daher keine Verantwortung für das Nichterreichen der im Buch geschilderten Ziele.

Impressum

Emilia Effenberg
wird vertreten durch:
Claudia Dinges
In den Gensaeckern 15
35428 Langgoens
e-mail: info@1fachleben.de

www.ingramcontent.com/pod-product-compliance
Lightning Source LLC
Chambersburg PA
CBHW031420250726

48656CB00002B/751